EIN LEITFADEN FÜR FRAUEN, WIE MAN SEX GENIESST

Sieben Tipps, die wirklich funktionieren

Ashley Anne

Inhaltsverzeichnis

Einführung:

Obwohl ich größtenteils an meinem sexuellen Zusammenleben teilnahm, kam ich vor ein paar Jahren an einen Punkt, an dem ich anfing zu grübeln: "Ist es das?!"

Es war enttäuschend, weil ich keine Ahnung hatte, wovon ich nicht die leiseste Ahnung hatte. Wie würden Sie Sex mehr schätzen, wenn Sie nicht die leiseste Ahnung haben, wo Sie anfangen sollen?

Ich war in guter Gesellschaft. Eine große Anzahl von Frauen empfindet diese Enttäuschung, einige für ihr vollkommen sexuelles Leben. Der Grad davon zeigt sich in einigen nicht gerade tollen Mustern:

- Frauen sind mit ziemlicher Sicherheit unzufriedener mit ihren sexuellen Erfahrungen als Männer.
- Heterosexuelle Frauen haben weniger Höhepunkte als ihre männlichen

> Komplizen (und weniger Höhepunkte als
> sexuell unvoreingenommene oder
> lesbische Frauen).

- Darüber hinaus erleben 10 % - 40 % der
  Frauen Probleme, die auf irgendeine
  Weise zum Höhepunkt kommen.

Für den unwahrscheinlichen Fall, dass Sie beim Sex ein bisschen „meh" fühlen oder sich abends wach halten und darüber nachdenken, wie Sie Sex mehr schätzen können, sind Sie sicherlich nicht der einzige.

Da wir uns das anhören, wird uns nicht gezeigt, wie man unglaublichen Sex hat.

Sex in der Schule dreht sich um Wohlbefinden, Empfängnisverhütung und Sicherheit. Wenn man bedenkt, dass diese Dinge wichtig sind, hat Freude so gut wie nichts zu bieten.

Fügen Sie dazu die schändliche und unantastbare Prostituierte hinzu, die die weibliche Sexualität umfasst, zusätzlich zu der breiten Palette verschiedener schädlicher Scheiße, die aus Orientierungsungleichgewichten und männerzentrierten Mentalitäten in Bezug auf Sex herrühren...

Alles in allem würde jeder vernünftige Mensch zustimmen, dass es viele Hindernisse für das Vergnügen von Frauen gibt.

Die erbauliche Nachricht ist jedoch, dass Sie die Kontrolle über die Probleme übernehmen können. (Außerdem impliziere ich das tatsächlich und metaphorisch.)

Wenn Sie daran interessiert sind, Sex mehr zu schätzen, werden Ihnen diese sieben Grundsätze dabei helfen, Ihren Lustregler ganz nach oben zu drehen.

Sie sind nicht als The Total Aide für den besten Sex Ihres Lebens geplant. Das ist ein tiefgreifender Vertrauensvorschuss, ein Wagnis, das für jede Frau etwas Besonderes ist, und die Art von Maßarbeit, die ich mit meinen 1:1-Kunden mache.

den Fall, dass Sie sich im Dunkeln herumschlagen und überlegen, wo Sie anfangen sollen, sind dies sieben starke Fortschritte, die Sie ergreifen können, um Sex mehr zu schätzen und ein angenehmeres, erfüllenderes sexuelles Zusammenleben zu gestalten.

Geben Sie sich die Gelegenheit, sich zu begeistern

Achtung: Die Körper der Menschen funktionieren auf unerwartete Weise.

Progressiv, ich weiß.

Wahrlich, alle Körper funktionieren etwas besser: Was macht Sie an und was schaltet Sie aus; wie du dich sehnst funktioniert ; wie du dich gerne im Raum bewegst. Wir Menschen sind kompliziert und vielschichtig.

Doch hier ist die größte Enthüllung, die meine Realität (positiv) völlig erschüttert, als ich zum ersten Mal herausfand, wie ich Sex mehr schätzen kann:

Es wird geschätzt, dass Frauen ungefähr 20 Minuten sexuelles Spiel brauchen, um vollständig stimuliert zu werden.

Kürzlich ließ ich das nach Hause kommen: ganze zwanzig Minuten.

Eigentlich ist Aufregung schwer logisch zu studieren. Wir sind sexuelle Wesen, keine Maschinen, also ändern sich die Zeiten stark. Wenn man bedenkt, dass es keine behördliche Vereinbarung darüber gibt, wie viel Zeit für den einen oder anderen, Männer oder Frauen, benötigt wird, lautet der Hauptschwerpunkt:

Sexuelle Erregung braucht Zeit. Darüber hinaus wird es wahrscheinlich mehr Zeit in Anspruch nehmen, als Sie sich selbst geben.

Gegenwärtig gibt es wirklich zwei verschiedene Arten von Erregung: die tatsächliche Erregung Ihres Körpers und Ihre abstrakte Erregung – wie stimuliert Sie sich FÜHLEN. (Außerdem negativ, sie überkreuzen sich nicht unbedingt in allen Fällen).

Sie sind beide unglaublich wichtig, um Sex aufzuladen. Darüber hinaus, wenn man bedenkt, dass emotionale Erregung etwas verwirrender ist (bevorzugt, dass in einer Sekunde), ist es ein außergewöhnlicher Anfangspunkt, Ihrem Körper ausreichend Gelegenheit zu geben, sich einzuschalten.

Bedenken Sie, dass dort unten eine Menge Anforderungen auftreten werden.

Zusätzliches Blut muss zu jedem der verblüffenden Teile Ihrer Geschlechtsteile strömen – die Lippen Ihrer Vulva vergrößern, die Größe Ihrer Klitoris fast vervielfachen und Ihren Vaginalkanal schmieren.

Die empfindlichen Stellen überall in Ihren V-Teilen brauchen Zeit, um sich zu initiieren; Aktivieren Sie Genusspunkte wie Ihren Sweet Spot, A-Spot, und das ist erst der Anfang.

Ihre Vagina braucht auch Zeit, um sich zu dehnen. Es erstreckt sich bis zu seiner doppelten Größe und bewegt Ihren Gebärmutterhals tiefer in Ihren Körper und weiter weg.

Cool was?

Darüber hinaus impliziert dies eines der brillanten Prinzipien, wie man Sex mehr wertschätzen kann:

Reservieren Sie etwas Spielraum, um diese Motoren zu starten.

Energisches Küssen Busenspiel fingern (mit viel Rücksicht auf die Klitoris). Oralsex, was immer dich glücklich macht und anmacht. Geben Sie sich auf jeden Fall viel länger als ein paar Momente Zeit, um sich auf Sex vorzubereiten.

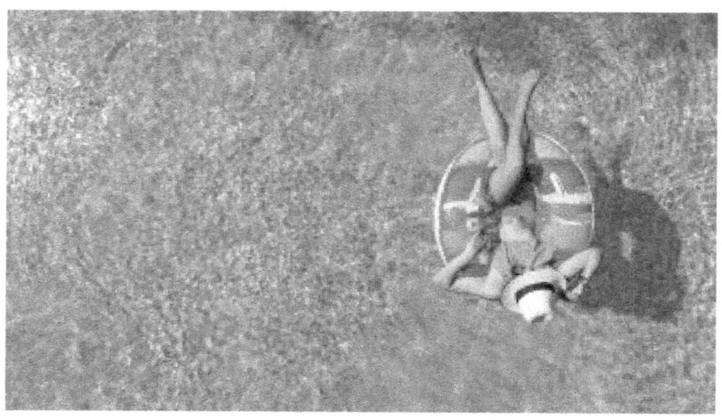

Holen Sie sich Ihren ganzen Körper inklusive

Wenn Sie aus dieser Welt des Sex ausbrechen, wollen Sie wirklich etwas anderes als Ihre Geschlechtsteile im Spiel haben; Sie sind der Meinung, dass auch Ihr ganzer Körper und Geist stimuliert werden sollten.

Wir werden gleich zum Gehirnteil kommen, aber wie würden Sie die Erregung in Ihrem ganzen Körper steigern?

Sie haben den Versuch unternommen, alles Notwendige zu bekommen, um alles einzuschalten:

Fahre mit deinen Händen und Fingern über deinen Nacken, deinen Busen, deine Arme, deine Oberschenkel. Bitten Sie Ihren Komplizen, Ihren Nacken und Ihre Schultern zu küssen. Untersuchen Sie jede Spur Ihres Körpers und begrüßen Sie Ihren Komplizen, dasselbe zu tun.

Zeichne deine Fähigkeiten ein. Trinken Sie den Körper Ihres Komplizen (und Ihren eigenen) mit Ihren Augen. Achten Sie auf jeden der köstlichen, erregenden Klänge. Riechen Sie die Einzigartigkeit ihrer Haut. Lassen Sie Ihrer Fantasie freien Lauf und sehen Sie sich jeden der Ein-Schalter an.

Sie können auch Atem verwenden, um Freude durch Ihren ganzen Körper zu bewegen. Stellen Sie sich Freude vor, die von Ihren Genitalien in jede Zelle Ihres Körpers ausstrahlt.

Sie behaupten, dass sich Ihre Haut elektrisch anfühlen sollte, Ihre Warzenhöfe erregt sein und vor Freude schlagen sollten und Ihr ganzer Körper gut und wirklich eingeschlossen sein sollte.

Denn unabhängig von Ihrer Ausrichtung
können Sie durch zusätzliche Gelegenheiten zur
Erregung des ganzen Körpers mehr Lust auf Sex
bekommen.

Jede der Fakultäten = die ganze Freude.

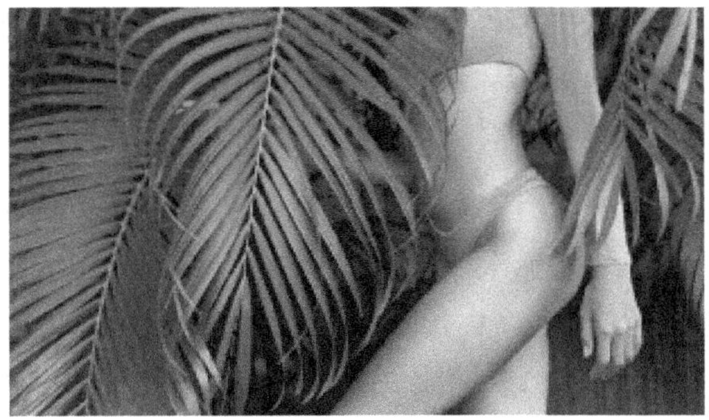

Drücken Sie die Freude-Taste

Ihre Klitoris ist vielleicht die spektakulärste Schöpfung der Natur. Mit über 8.000 empfindlichen wunden Stellen (das ist die höchste Fixierung im menschlichen Körper – männlich oder weiblich) – ist es ein superheißer Freudenknopf.

Das macht es zu Ihrer All-in-One-Ressource, um ein nicht schreckliches, aber nicht großartiges sexuelles Zusammenleben zu erstaunlicher Bemerkenswertheit zu führen.

Einer der einfachsten Tipps, wie Sie Sex mehr schätzen können, ist , Ihre Klitoris einfach einzubeziehen. So viel, wie vernünftigerweise erwartet werden könnte, tatsächlich , während Oralsex und Fingersatz und all Ihren Übungen vom Typ "Vorspiel". Und außerdem beim Einlass

Wiederholt gelangen Frauen zum „Sex"-Teil und ignorieren ihre Klitoris. Dort befinden sich jedoch die meisten sensiblen Stellen – und daher entsteht eine Menge Freude.

Leider schämen sich viele Frauen, sich selbst zu kontaktieren oder klitorale Erregung zu benötigen, um Freude beim Penetrationssex zu empfinden.

Ich verstehe – es gibt eine Menge BS da draußen, die vaginale Höhepunkte auf eine Art Plattform bringen und Frauen das Gefühl geben, „nicht genau" zu sein, in der Annahme, dass sie noch nie einen hatten.

In der Tat können Sie herausfinden, wie Sie vaginale Höhepunkte haben, vorausgesetzt, Sie müssen es tun, aber auf der anderen Seite sind sie interessant. Bei weitem die meisten Frauen berichten, dass sie ein klitorales Gefühl benötigen, um zum Höhepunkt zu kommen.

Die Lektion der Geschichte? Bieten Sie Ihrem Kind viel Rücksicht. Lassen Sie Ihren Komplizen damit spielen, während er in Ihnen steckt. Spielen Sie selbst damit. Finden Sie alle Möglichkeiten heraus, wie es Spaß macht, animiert zu werden, und spüren Sie die Orte auf, die Sie perfekt in den Mittelpunkt stellen.

Drücken Sie diesen köstlichen Knopf, und drücken Sie ihn häufig. Dafür ist es da .

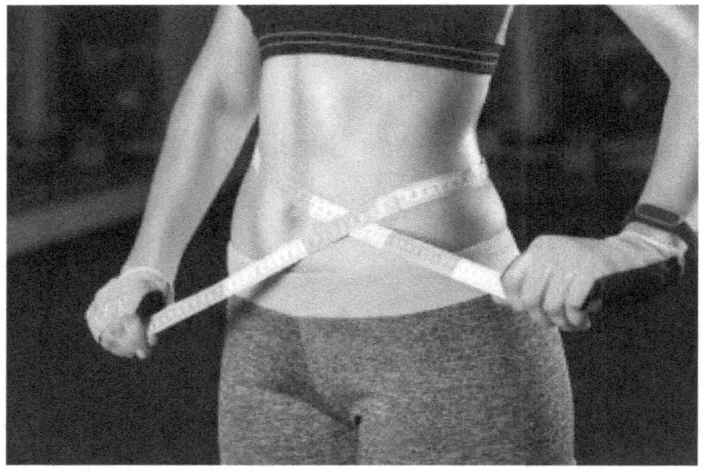

Bringen Sie Ihren Kopf ins Spiel

Wir haben derzeit einen großen Teil der eigentlich spannenden Sachen abgedeckt. Trotzdem wird es kaum eine Wirkung haben, es sei denn, Sie tun alles, was nötig ist, um dieses Problem anzugehen.

Hören Sie sich das an: Aufregung ist nicht nur körperlich, sie findet auch in der Psyche statt.

Sie können Ihre Fähigkeiten einsetzen und den Freudenknopf drücken, so viel Sie wollen, aber falls Ihr Gehirn nicht in dieser Stimmung ist, gibt es eine Grenze für die Menge, die Sie feiern können:

Manchmal hetzt Ihr Gehirn immer noch von einem wahnsinnig ausgefüllten Tag und einem unvollständigen Plan für den Tag.

Manchmal funktioniert Sex nicht, weil in eurer Beziehung implizit etwas Kot passiert. (Das ist richtig, dieses gute alte eklatante Problem wird Ihr sexuelles Zusammenleben mehr beeinträchtigen, als Sie verstehen.)

In einigen Fällen haben Sie keine anständige Einstellung zu sich selbst oder Ihrem Körper, und Sex trägt diese Unsicherheiten an die Oberfläche.

Alles wirkt sich stark auf Ihr Glück in Bezug auf Sex aus.

Darüber hinaus impliziert das Bedürfnis Nr. 1, herauszufinden, wie man sich entspannt, ein echtes Gefühl der Beruhigung hat und sich geschätzt und geschätzt fühlt. Ob das bei deinem Komplizen, in dir selbst oder beidem ist,

Es ist schwieriger als erwartet, richtig?

Ich werde Sie nicht herabsetzen und mir vorstellen, dass ein einfacher Aufzählungspunkt-Artikel alle Antworten auf die Belastungen und Schwierigkeiten Ihres Lebens enthält. (Außerdem sollten wir hier ehrlich sein – wenn wir „einfach abschalten" hören, müssen wir normalerweise jemanden schlagen.)

Trotzdem sage ich folgendes:

Die umfassenderen Bedingungen Ihres Lebens wirken sich auf den Raum aus. Sie können nicht mit einem unangenehmen Leben weitermachen, während Sie auf ein großartiges sexuelles Zusammenleben hoffen.

Insgesamt wirkt sich die Lösung der verwirrenderen Probleme positiv auf Ihr sexuelles Zusammenleben und Ihr ganzes Leben aus.

Gleichzeitig kann es sehr gut so einfach sein, etwas Entspannungszeit in Ihre "Vorspiel" - Übungen einzubauen:

Duschen. Geh zum Yoga. Achten Sie auf etwas Musik. Holen Sie sich eine Rückenmassage. Arbeite daran, einen Raum zu schaffen – sowohl wirklich, intellektuell als auch innerlich – wo du ein solides Gefühl der Sicherheit hast, das du aufgeben kannst.

Indem Sie alles tun, um Stressoren anzugehen und sich auf die Entspannung zu konzentrieren, geben Sie sich die ideale Gelegenheit, Sex mehr zu schätzen.

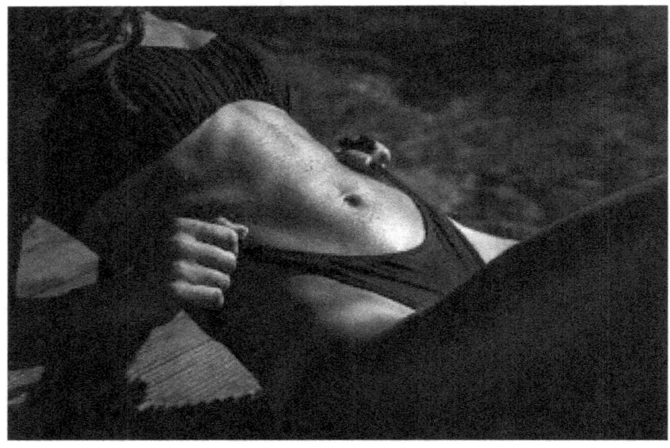

Missachten Sie Höhepunkte

Höhepunkte sind perfekt. Wir sind sicherlich für Höhepunkte.

Unerwarteterweise werden Sie jedoch die Möglichkeit haben, Sex mehr zu schätzen, wenn Sie aufhören, sich darauf zu konzentrieren.

Für den Fall, dass Sie versuchen, so schnell wie möglich zu „ankommen" (und betonen, aus welchem Grund Sie es nicht tun), verpassen Sie die gesamte Erfahrung, die zu diesem Zeitpunkt nicht allzu weit entfernt ist.

Daher kommt hier ein womöglich unglaubliches Umdenken: Sex muss kein Rausch zum Höhepunkt sein. Es kann sehr wohl eine Begegnung von Freude, Assoziation und Liebe sein. Andererseits im Wesentlichen alles, was Sie auswählen.

Die Begründungen dafür, warum wir Geschlechtsverkehr haben, sind vielfältig und reichlich, und Ihre Meinung über Sex hat einen enormen Einfluss auf Ihre Zufriedenheit damit.

Eine einfache Methode, dies zu integrieren, besteht jedoch darin, sich zu bemühen, nicht zum Höhepunkt zu kommen.

Angenommen, der Höhepunkt ist zu diesem Zeitpunkt nicht das Ziel, befreit Sie dies von ganz anderen Universen der Plausibilität. Was Sie somit zu tieferer Erfüllung und Zufriedenheit befreit.

An dem Punkt, an dem Sie das "Ziel" des Sex neu bewerten, beseitigen Sie die Anspannung zum Höhepunkt. Das ermöglicht es Ihnen, auf unerwartete Weise aufzutauchen, an der breiten Palette verschiedener Geschenke Ihrer sexuellen Erfahrung teilzuhaben und sich nicht mehr damit zu quälen, „wie Sie es wünschen".

Auch für Männer ist dies ein klarer Vorteil. An dem Punkt, an dem der Wettlauf zu Höhepunkt und Entladung eliminiert ist, erwägt er eine alternative In-the-Second-Einsicht von Freude und Assoziation.

Das Übersehen von Höhepunkten mag von Anfang an ungewöhnlich klingen, aber schau es dir an und sieh, wohin es dich führt.

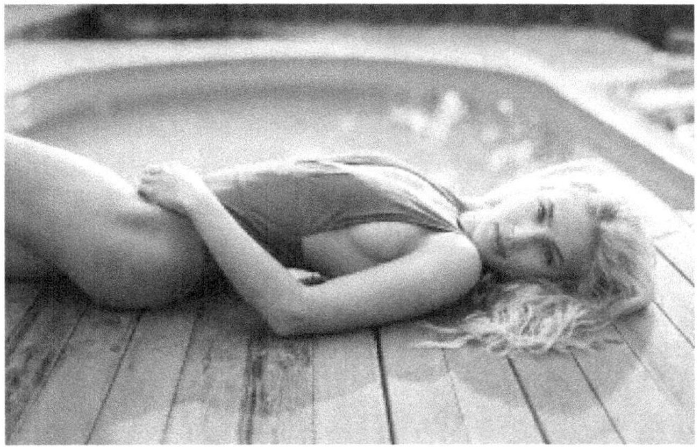

Je Wetter desto besser

Sex gleicht einem Ausrutscher:

Fügen Sie viel Nässe hinzu, und Sie haben lange Strecken kniffliger Dummheiten. Gehen Sie trocken hinein, und Sie werden Erosion bekommen. Nein, kein Spaß.

Ein so großer Teil der enttäuschenden Erfahrungen von Frauen beim Sex ist auf Stress zurückzuführen.

Das.

Du bist nicht ausreichend aufgelockert.

Da fängt es an zu quälen (und nicht positiv).

Wir werden die ersten beiden gleich ansprechen, aber die letzte hat die am wenigsten anspruchsvolle Lösung:

Schmiermittel.

Tragischerweise fühlen sich viele Frauen gedemütigt oder verlegen, wenn sie nach zusätzlichem Fett suchen. Ebenso wie Männer geformt wurden , um die Größe ihrer Geschlechtsteile mit ihrem Gefühl der Männlichkeit in Verbindung zu bringen, haben auch Frauen ihre Weiblichkeit mit ihrem Grad an Feuchtigkeit in Verbindung gebracht.

Wir rufen BS an.

Nicht nass genug zu sein kann zwar ein Zeichen dafür sein, dass Sie noch nicht aufgeheizt sind (siehe Punkt 1), aber es ist auch normal, dass Sie etwas zusätzliches Schmieren benötigen.

Hier ist etwas klar, aber nicht allgemein wahrgenommen: Damen können wirklich angemacht werden, sind aber nicht außergewöhnlich nass. Außerdem können wir auch nass werden, ohne auf irgendeine Weise erregt zu sein. (Sexualität wird auf diese Weise durcheinander gebracht.)

Außerdem fetten Frauen jeden Alters (insbesondere in der Postmenopause) nicht viel ein. Egal wie heiß und erregt sie sind,

Wie wäre es also, wenn wir die Schande aufgeben und die Verwendung von Salben standardisieren (einfach sicherstellen, dass es die richtige Osmolalität ist). Sie können alles au-naturel bekommen und etwas Spucke verwenden (meine eigene Nummer eins). Investieren Sie dann wieder etwas zusätzliche Energie in Ihr Vorspiel Nummer eins, das Feuchtigkeit auslöst (Oralsex, irgendjemand?).

Da es darum geht, mehr aus Sex herauszuholen, ist es ein vernünftiges Beispiel für "je feuchter, desto besser".

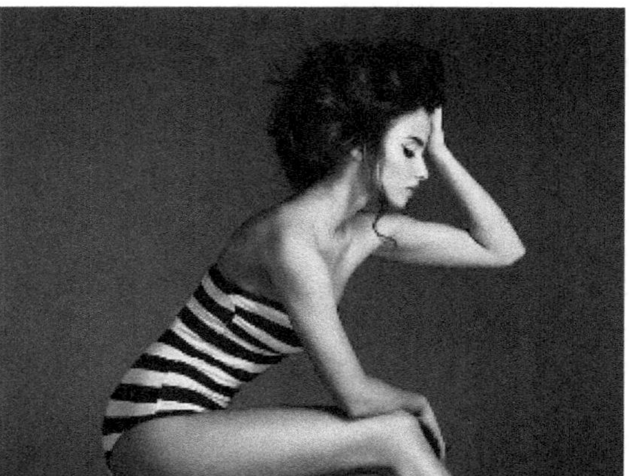

Fordern Sie an, was Sie brauchen

Müssen Sie eine weitere Methode kennen, um mit einer grundlegenden Aktivität auf viele sexuelle Enttäuschungen zu reagieren?

Fordern Sie an, was Sie brauchen.

Unangenehm dort? Fordern Sie eine Unterlage an, um Ihren Beinen zu helfen.

Dieser Punkt fühlt sich etwas bizarr an. Halten Sie kurz inne und bewegen Sie sich, bis es sich besser anfühlt.

Übermäßig hart? Zu tiefgründig? Zu schnell? Nicht schnell genug?

Du verstehst.

Wenn Sie anfordern, was Sie brauchen, könnte ein Stück gelegentlich gestoppt / aus dem Gleichgewicht gebracht werden, aber das ist in Ordnung. Trotz allem, was wir in der etablierten Presse finden, ist Sex selten ein makelloser, tadellos ausgeführter Tanz. Das kann nicht sein, das ist in der Tat nicht vernünftig.

Was praktisch ist, ist, dass sich zwei Personen (oder mehr, vorausgesetzt, das ist Ihre Rolle) treffen, um eine bemerkenswerte Begegnung zu machen.

Es ist akzeptabel, dass das gelegentlich etwas durcheinander ist. Die Tatsache, dass es hin und wieder unordentlich ist, macht es großartig. Es ist der wichtigste Weg, um echt, glaubwürdig, assoziiert und in der Tat angenehm zu sein.

Beginnen Sie also mit einer Diskussion, um Sex mehr zu schätzen.

Sie müssen sich nicht darauf konzentrieren, was vor sich geht (obwohl es auch in Ordnung ist, dies auszusprechen). Sie können Dinge positiv und entwicklungsorientiert angehen.

„Ich muss daran festhalten, unser sexuelles Zusammenleben gemeinsam zu entwickeln und Sex mehr wertzuschätzen. Hier sind ein paar Gedanken, die ich vielleicht ausprobieren möchte ..."

Das kann beängstigend sein. Da Sie Ihre Sehnsüchte äußern und konfrontieren, ist die Chance auf Verurteilung oder Entlassung wehrlos,

In jedem Fall ist es dieses Teilen dessen, wer Sie wirklich sind und was Sie wirklich brauchen, was zu weiterer Nähe führt. Diese Geradlinigkeit vereint Sie endlich und hilft Ihnen dabei, aus dem Sex eine Ladung herauszuholen.

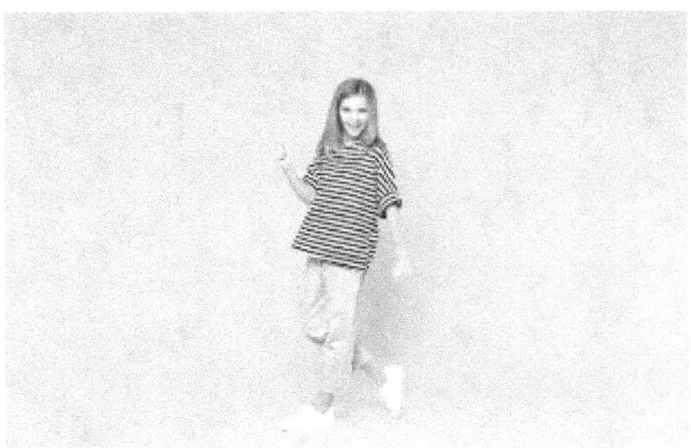

www.ingramcontent.com/pod-product-compliance
Lightning Source LLC
Chambersburg PA
CBHW051726250726
48653CB00008B/3224